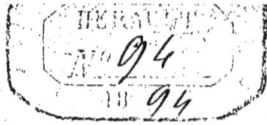

Docteur J. THÉNOZ

CONTRIBUTION A L'ÉTUDE

DES

EAUX MINÉRALES

ET DES

PRINCIPALES STATIONS THERMALES

DE L'ALGÉRIE

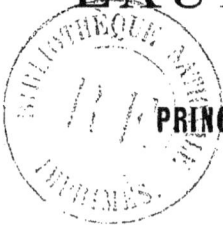

MONTPELLIER
IMPRIMERIE CENTRALE DU MIDI
(HAMELIN FRÈRES)
—
1894

CONTRIBUTION A L'ÉTUDE

DES

EAUX MINÉRALES

ET DES PRINCIPALES STATIONS THERMALES

DE L'ALGÉRIE

CONTRIBUTION A L'ÉTUDE

DES

EAUX MINÉRALES

ET DES

PRINCIPALES STATIONS THERMALES

DE L'ALGÉRIE

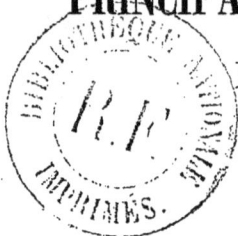

PAR

Le Docteur J. THÉNOZ

Ancien externe des hôpitaux de Lyon
Ancien interne des hôpitaux civils de Bône
Médaille de bronze (Épidémie de choléra 1893).

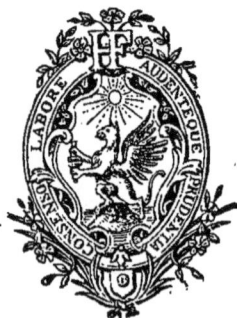

MONTPELLIER
IMPRIMERIE CENTRALE DU MIDI
(HAMELIN FRÈRES)
—
1894

PERSONNEL DE LA FACULTÉ

MM. MAIRET.................. Doyen
CARRIEU................ Assesseur

PROFESSEURS

Médecine légale et toxicologie .... MM.	JAUMES.
Clinique chirurgicale...........................	DUBRUEIL (✳).
Hygiène.......................................	BERTIN-SANS.
Clinique médicale.............................	GRASSET.
Clinique chirurgicale..........................	TEDENAT.
Clinique obstétricale et gynécologie	GRYNFELTT.
Anatomie pathologique et histologie.............	KIENER (✳).
Thérapeutique et matière médicale.............	HAMELIN (✳).
Anatomie......................................	PAULET (O.✳ ✳).
Clinique médicale.............................	CARRIEU.
Clinique des maladies mentales et nerveuses.......	MAIRET.
Physique médicale.............................	IMBERT.
Botanique et histoire naturelle médicale	GRANEL.
Opérations et appareils........................	FORGUE.
Clinique ophtalmologique.......................	TRUC.
Chimie médicale et pharmacie..................	VILLE.
Physiologie...................................	N....
Id.　　　　Hédon (Ch. du c.)	
Pathologie interne	N....
Id.　　　　Rauzier (Ch. du c.)	

CHARGÉS DE COURS COMPLÉMENTAIRES

Clinique annexe des maladies des enfants. MM.	BAUMEL, agrégé.
Accouchements	GERBAUD, agrégé.
Clinique ann. des mal. syphil. et cutanées......	BROUSSE, agrégé.
Clinique annexe des maladies des vieillards.	SARDA, agrégé.
Pathologie externe............................	ESTOR, agrégé.
Histologie.....................................	DUCAMP, agrégé.

AGRÉGÉS EN EXERCICE :

MM. SERRE	MM. SARDA	MM. RAUZIER
BAUMEL	ESTOR	LAPEYRE
GERBAUD	HEDON	MOITESSIER
GILIS	LECERCLE	
BROUSSE	DUCAMP	

MM. H. GOT, secrétaire.
F.-J. BLAISE, secrétaire honoraire.

EXAMINATEURS DE LA THÈSE :

MM. HAMELIN, président.	MM. DUCAMP, agrégé.
BERTIN-SANS, professeur.	MOITESSIER, agrégé.

A LA MÉMOIRE DE MON PÈRE

A MA MÈRE

A MA SŒUR ET A MON BEAU-FRÈRE

A MON GRAND-PÈRE

J. THÉNOZ.

INTRODUCTION

Au cours de notre internat à l'hôpital civil de Bône, nous avons eu très fréquemment l'occasion de constater les excellents résultats obtenus, dans diverses maladies, par une saison dans une station thermo-minérale voisine, Hammam-Meskoutine. Les rhumatismes en particulier, les névralgies sciatiques, les différentes manifestations de la scrofule en retiraient les plus grands profits. Tel malade atteint de rhumatismes noueux, de nodosités d'Heberden, sur lequel on avait épuisé en vain tout l'arsenal des ressources thérapeutiques hospitalières, était envoyé aux eaux d'Hammam-Meskoutine, d'où il revenait trois ou quatre semaines plus tard, considérablement soulagé, sinon guéri. De tels faits souvent répétés nous donnèrent l'idée d'étudier ces sources de plus près, tant au point de vue physique et chimique qu'au point de vue de leurs propriétés curatives, pour lesquelles les Arabes professent un enthousiasme sans bornes.

Mais Hammam-Meskoutine n'est pas la seule station balnéaire du département de Constantine. Aussi près de nous se trouvaient les sources d'Hammam-Ouled-Zeid, dans le voisinage de Souk-Ahras, et celles de l'Oued-Hamimim, non loin de Jemmapes, dont nous n'étions pas sans entendre parler de temps à autre. Peu à peu nous avons appris à connaître les principales sources de toute l'Algérie, et c'est le résultat de nos recherches que nous publions aujourd'hui.

Nous n'avons pas l'intention de passer en revue toutes les eaux minérales de nos trois départements algériens, la tâche serait trop lourde et réclamerait une somme de recherches et de travaux qu'il nous est impossible de fournir, étant donné que la province de Constantine renferme à elle seule plus de 145 sources dont l'analyse a été faite par les soins du service des mines.

Nous voulons seulement décrire avec détail les stations qui nous paraissent le plus aptes à rendre de réels services, soit en raison de la composition chimique de leurs sources, soit à cause de leur situation géographique et des avantages matériels qu'elles peuvent offrir aux visiteurs et aux touristes qui les fréquentent.

Ainsi renfermé dans les modestes proportions de ce programme, notre travail pourra-t-il ne pas être sans quelque utilité, car les eaux minérales de l'Algérie sont à peu près inconnues, non seulement du public, mais, il faut bien l'avouer, du plus grand nombre des médecins.

Arrivé au terme de nos études, avant d'assumer la lourde responsabilité qui incombe à celui qui est chargé de veiller à la santé d'autrui, c'est pour nous un devoir des plus doux de rendre hommage à la bienveillance que nous avons toujours rencontrée chez nos Maîtres.

Les exemples de dévouement qu'ils donnent en toute occasion resteront sans cesse sous nos yeux et nous serviront de ligne de conduite.

Nous ne commencerons pas notre travail sans avoir remercié au préalable MM. les médecins de l'hôpital civil de Bône, et en particulier MM. Silve et Petrolacci, pour les conseils qu'ils nous ont donnés et l'estime qu'ils nous ont témoignée pendant toute la durée de notre internat.

Que M. le Dr Hamelin, professeur de thérapeutique à la Faculté de médecine de Montpellier, veuille bien accepter ici l'hommage de notre profonde reconnaissance pour l'honneur qu'il nous fait en acceptant la présidence de notre thèse.

Notre étude sera divisée en quatre parties : les trois dernières s'appliquant à chacun des trois départements de l'Algérie. Dans la première, après quelques courtes considérations historiques, nous tâcherons d'établir d'une façon générale, d'après leur composition, la classification des eaux minérales, leurs propriétés physiologiques, leurs indications et leurs contre-indications. Ce faisant, nous ne croyons pas sortir de notre cadre, nous voulons seulement contribuer pour notre part à combler une lacune, car quiconque voudra parcourir la plupart des ouvrages d'Hydrologie médicale sera frappé d'un fait, c'est d'y trouver rarement quelques efforts tentés pour rendre compte des phénomènes physiologiques produits par les eaux ou par leurs éléments minéraux ; souvent il semble que l'on se soit presque interdit la moindre question à ce sujet.

En dernier lieu, nous formulerons quelques conclusions relatives aux eaux minérales d'Algérie et aux ressources qu'elles peuvent offrir aussi bien aux habitants de notre plus belle colonie qu'aux malades de la métropole.

ESQUISSE HISTORIQUE

SUR L'EMPLOI DES EAUX MINÉRALES

De tout temps et chez tous les peuples, s'est rencontrée la pratique des ablutions ; ordonnées par la plupart des religions, elles ont été le point de départ, sinon d'un traitement thérapeutique, tout au moins de mesures prophylactiques efficaces. Dès la plus haute antiquité, les anciens attribuaient des vertus déterminées à certaines sources ; le fleuve Léthé ne procurait-il pas l'oubli aux ombres qui, dans les enfers, buvaient de ses eaux ? Homère disait du soufre : « Ses vapeurs salutaires détruisent le germe de nos maux. »

Cependant Hippocrate ne paraît pas avoir connu les propriétés curatives des eaux chargées de principes chimiques ; il regardait comme mauvaises les eaux : « qui proviennent ou des rochers, ce qui leur donne de la dureté, ou d'un terroir dans lequel sont des eaux chaudes, du fer, du cuivre, de l'argent, de l'or, du soufre, de l'alun, du bitume, ou du nitre. Tout cela est l'effet de la chaleur, par conséquent les eaux d'un tel terroir ne peuvent pas être bonnes ; elles sont dures et échauffantes ; elles passent difficilement dans l'urine et contrarient les évacuations alvines (1). »

Plus tard, les Carthaginois, et après eux les Romains, utilisaient avec avantage les sources qu'ils avaient à leur disposition ; les uns et les autres ont laissé des traces non équivo-

(1) Hippocrate, trad. Littré, t. II, p. 29.

ques de cette exploitation dans toute l'Algérie, notamment à Hammam-Meskoutine. Horace, dans ses Épîtres, parle des eaux sulfureuses de Baïa, où il soignait ses rhumatismes, et déplore le discrédit dans lequel elles étaient tombées :

Dictaque cessantem nervis elidere morbum
Sulfura contemni vicus (Baïa) gemit (1).

En France, les eaux minérales sont employées empiriquement depuis fort longtemps, mais si les auteurs qui ont précédé notre siècle en parlent avec un enthousiasme lyrique, ils n'apportent aucune théorie à l'appui de leurs assertions. A la vérité, il ne pouvait guère en être autrement, avant les connaissances en chimie et en physiologie, telles que nous les devons aux savants de la génération présente.

Aujourd'hui nous connaissons un peu mieux la façon d'agir des eaux minérales ; cependant bien des points restent encore obscurs. Nous allons passer en revue les propriétés et exposer les connaissances que nous possédons pour chaque espèce.

(1) Ep. I, XV, 5-7.

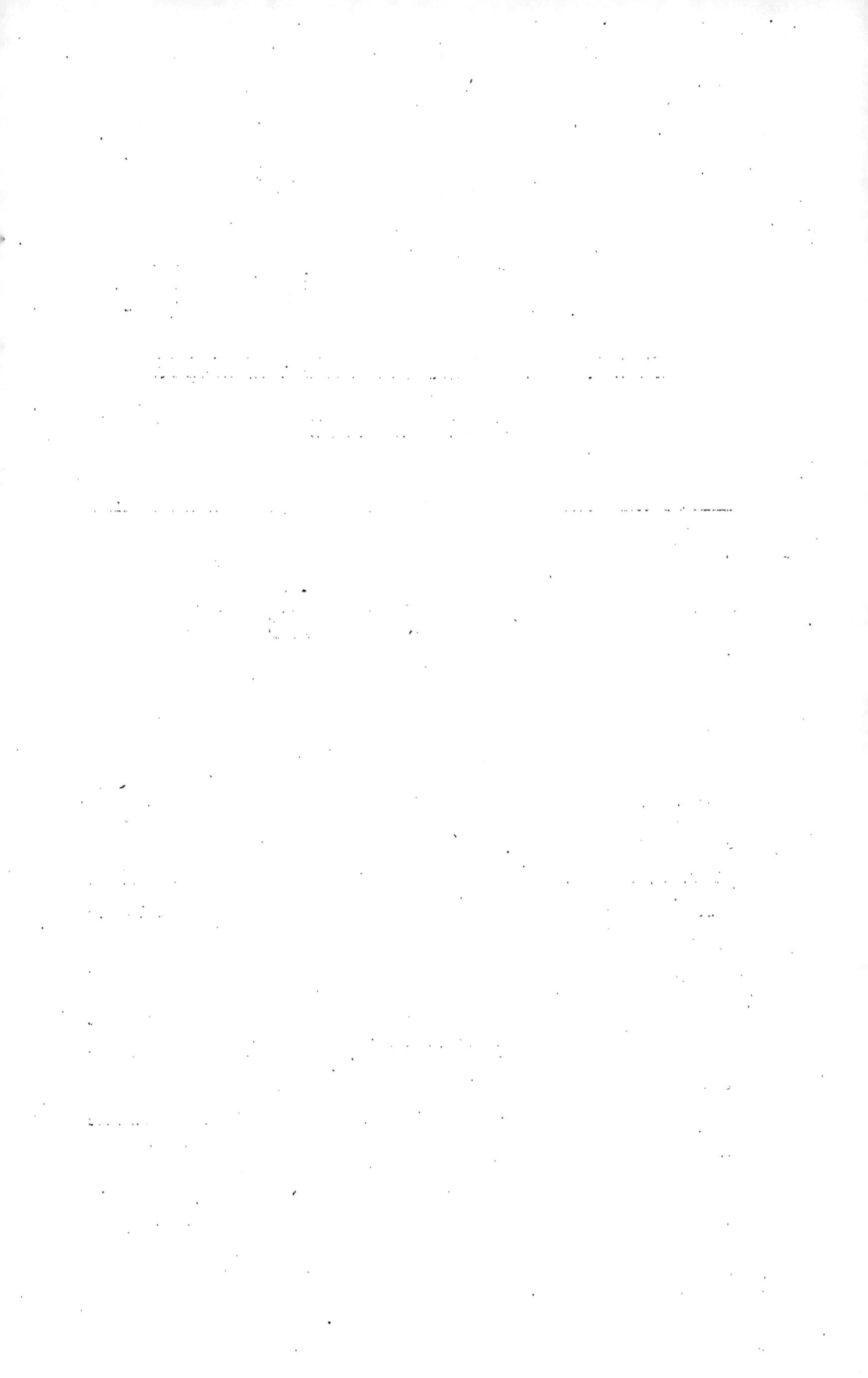

CONTRIBUTION A L'ÉTUDE

DES

EAUX MINÉRALES

ET DES PRINCIPALES STATIONS THERMALES

DE L'ALGÉRIE

PREMIÈRE PARTIE

EAUX SULFUREUSES

COMPOSITION. — Pour étudier les propriétés thérapeutiques des eaux minérales, la connaissance de leur composition s'impose. Loin de nous appesantir sur des doses et des détails fastidieux, nous citerons seulement à propos de chaque classe les principaux composés qui les constituent.

Les eaux sulfureuses renferment:

Du sulfure de sodium ou plutôt un mélange de ce sel avec du sulfhydrate sodique (Gauthier) qui en dérive par dissociation.

Du sulfure de calcium, résultat de la réduction du sulfate de chaux.

De l'acide sulfhydrique dont la présence sert à caractériser l'eau (dans le cas où il est libre ou faiblement combiné).

De l'oxysulfure de carbone.

Des chlorures enfin, dont les proportions sont quelquefois considérables.

Les eaux sulfureuses se divisent naturellement en deux grandes classes :

Naturelles généralement thermales, et minéralisées avec le sulfure de sodium (eaux sulfurées sodiques).

Accidentelles le plus souvent athermales et minéralisées d'ordinaire avec le sulfure de calcium (eaux sulfurées calciques).

ACTION PHYSIOLOGIQUE ET THÉRAPEUTIQUE. — Les eaux sulfureuses fournissent une *boisson* stimulante, activant la digestion, sollicitant l'action des organes abdominaux. Les estomacs délicats ne les supportent pas toujours ; les eaux sulfurées calciques sont pourtant plus légères. L'élément calcium paraît les rendre plus reconstituantes et fournir de bons résultats dans certaines dyspepsies rebelles.

Les *bains* sont stimulants à un haut degré comme la boisson. Ils développent l'activité des fonctions de la peau, déterminent d'abord de la courbature, puis un sentiment de force et de bien-être.

D'une manière générale, la médication sulfureuse réveille l'appétit, « le poul devient actif, fréquent même ; les fonctions ont une vitalité nouvelle, les yeux deviennent brillants ; on ressent une chaleur générale ; il survient aussi de l'insomnie durant quelques jours, on éprouve comme une sorte d'ivresse, puis ces phénomènes tombent à la suite d'une crise de sueur ou d'une abondante émission d'urine. » (Dujardin-Beaumetz.)

Cette crise peut fort bien ne pas se produire, et, dans tous les cas, elle est fort variable, car elle vient tantôt dès le deuxième jour, tantôt du dixième au quinzième.

L'action excitante des eaux sulfureuses est due au soufre,

leur principe actif, et, suivant où il pénètre, ces eaux sont expectorantes, fondantes, résolutives, évacuantes, diurétiques, diaphorétiques.

Disons mieux, le soufre par lui-même ne possède aucune de ces propriétés. Mais il agit puissamment dès qu'il est combiné avec l'oxygène (acide sulfureux) et surtout l'hydrogène (acide sulfhydrique).

Mais comment ces gaz agissent-ils sur l'organisme, sur quelles parties du corps font-ils sentir leur action et quelles sont les transformations qu'ils subissent?

Amsler (de Schinznach) (1) ne doute pas que leur action soit antimicrobienne. D'après lui, les eaux sulfureuses agissent sur les schizomycètes auxquels se rattachent l'herpétisme des Français et toutes les dermatoses.

Mais, comme le fait observer M. le professeur Soulier (2), il est difficile d'admettre que les eaux sulfureuses, dont la minéralisation est si faible, puissent, même en prolongeant beaucoup leur action, agir directement sur un microbe. L'action antimycotique peut toutefois être indirecte et l'eau sulfureuse agirait alors en altérant l'albumine dont le microbe a besoin pour vivre, croître et se multiplier.

Roth (de Weilbach) prétend qu'il se forme une combinaison entre le soufre de l'hydrogène sulfuré et le fer de l'hémoglobine, surtout dans les hématies usées. Ces hématies étant fort nombreuses dans la veine porte, il s'ensuivrait que, leur régression se précipitant, la bile se forme en plus grande quantité et le foie engorgé diminue de volume. Stifft appuie cette théorie et prétend que Weilbach améliore le foie hyperhémié ou gras, s'il n'y a point altération des cellules hépatiques. Les fèces sont noires par suite de la présence de

(1) *Schmidt's Iahrb.*, 1885, t. CCV, p. 279.
(2) *Traité de thérapeutique*, t. I, p. 277.

la bile et non du sulfure de fer. D'après Stifft, la bile est augmentée parce que l'acide sulfhydrique excite le centre du vague.

La veine porte, débarrassée de ses produits régressifs, sa circulation devient plus libre, les congestions intra-abdominales diminuent, l'absorption est plus active à la surface interne de l'intestin.

Théorie fort ingénieuse, il est vrai, mais à laquelle, pourtant, Leichtenstern fait une sérieuse objection : l'acide sulfhydrique est en effet absorbé en quantité si minime qu'il doit être oxydé, sulfaté, neutralisé, au contact de l'organisme avant qu'il puisse exercer son action sur les hématies.

Les auteurs français, et Stifft avec eux, admettent que l'acide sulfhydrique agit directement sur le système nerveux, sur les centres respiratoire et circulatoire, d'où accroissement des échanges moléculaires de l'urée, de l'acide urique, des sulfates dans l'urine.

Le mouvement de sortie s'accélère également au niveau des surfaces cutanée et bronchique ; il s'ensuit un courant plus rapide des échanges. Cette action excitante réveille parfois des diathèses endormies (cure probatoire de la syphilis) et exagère souvent un état morbide, la tuberculose surtout.

Fièvre thermale. — Qu'on nous permette à ce propos de parler de la *fièvre thermale*, puisque ce sont de préférence les eaux dont nous nous occupons en ce moment qui la déterminent. « Cette fièvre est caractérisée par une sorte d'excitation thermale que Bordeu rapprochait de celle produite par le café. » (Soulier.) Nombre de médecins l'ont considérée et la considèrent encore aujourd'hui comme nécessaire au bon résultat final. Que d'accidents fâcheux on lui doit cependant ! Que de désastres même, surtout dans le traitement de la tuberculose ! La fièvre thermale ne se manifeste pas seulement par un état de surexcitation générale : elle produit des troubles cutanés et sous-cutanés, des furoncles, et, chez les tuberculeux, ces congestions pulmonaires qui aboutissent trop souvent à des hémoptysies et aggravent toujours l'état du malade.

CONTRE-INDICATIONS DES EAUX SULFUREUSES. — Aussi l'on ne saurait être trop prudent lorsqu'il s'agit d'envoyer aux eaux sulfureuses les sujets atteints de tuberculose. Certains considèrent cette maladie comme une contre-indication constante. Il faut se garder de tomber dans cette exagération, car certaines tuberculoses laryngées, par exemple, se trouvent fort bien d'une médication sulfureuse et tempérée.

Nous ne dirons pas la même chose pour les malades prédisposés aux congestions sanguines, aux affections spasmodiques et inflammatoires aiguës, que nous éloignerons toujours des stations sulfureuses. Ces eaux sont également contre-indiquées dans les maladies du cœur et des gros vaisseaux, dans la goutte, le cancer, les hémorragies actives.

INDICATIONS. — Mais là où elles réussissent à merveille, c'est grâce surtout à leur thermalité, dans le rhumatisme et l'arthritisme (sans goutte), chez les lymphatiques, les scrofuleux et dans les dermatoses qui dépendent de ces diathèses.

Par leur alcalinité, les eaux sulfureuses agissent sur l'appareil uropoiétique, sur la muqueuse vésicale, sur la muqueuse de l'utérus et du vagin, sur la muqueuse des voies respiratoires.

Elles ont donné, paraît-il, de bons résultats dans le traitement des syphilis jeunes chez des sujets herpétiques.

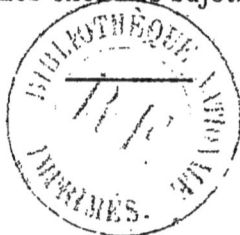

EAUX CHLORURÉES

On appelle ainsi les eaux minéralisées par un chlorure. Le chlorure de sodium est le plus fréquent et s'y rencontre souvent en abondance. Après lui, viennent les chlorures de calcium et de magnésie. Quel qu'il soit, le chlorure domine toujours, ce qui fait de cette classe la famille la plus répandue des eaux minérales.

Les eaux chlorurées sont les plus riches en minéralisation, car, à côté de leur principe dominant, on rencontre des sulfures, des sulfates et des carbonates en quantité parfois notable, mais ne dépassant jamais celle du chlorure.

Elles contiennent souvent du brome et de l'iode, substances qui se trouvent surtout dans les eaux-mères.

Enfin, presque toutes les sources chlorurées contiennent de l'acide carbonique sans lequel les eaux seraient difficilement supportées.

Action physiologique et thérapeutique. — D'après Prétequin et Socquet (1) les bains chlorurés sodiques possèdent l'action physiologique du bain ordinaire : sédatif s'il est frais, excitant s'il est chaud. Toutefois les bains d'eau douce sont débilitants, tandis que les chlorurés sodiques sont excitants. Leur action est nette sur la peau, et bien en rapport avec leur minéralisation.

D'une manière générale les eaux chlorurées n'agissent pas sur un organe spécial, elles étendent leur action sur l'économie tout entière.

Prises en boisson, les eaux faibles n'ont pas d'effets bien

(1) *Traité général pratique des eaux minérales*, 1889.

sensibles; mais les eaux moyennes et les eaux fortes, quoique mal tolérées par l'estomac, produisent souvent des effets thérapeutiques remarquables.

Elles sont purgatives prises à haute dose; mais, outre que cet effet n'est pas constant, ce n'est pas l'action que l'on recherche dans les eaux chlorurées. On recherche surtout en elles des eaux *altérantes*, c'est-à-dire ayant une action intime sur les phénomènes de la nutrition. Elles réveillent l'appétit et provoquent l'hypersécrétion des glandes. Absorbées dans tout l'organisme, elles augmentent les sécrétions urinaire et cutanée. Elles fluidifient le sang en empêchant la coagulation de la fibrine et de l'albumine, et activent ainsi la circulation générale. Elles facilitent surtout la circulation sous-diaphragmatique (système veineux hypogastrique, hémorrhoïdal et utérin).

Ces eaux sont donc détersives, décongestionnantes et combattent la plasticité du sang. Elles sont, dès lors, indiquées dans le traitement du lymphatisme et de la scrofule. Si, comme le fait remarquer M. Durand-Fardel, les eaux sulfurées réussissent contre les déterminations dermatosiques de la scrofule et du lymphatisme, elles sont impuissantes contre les diathèses elles-mêmes. Les eaux chlorurées ont, au contraire, une action profonde. Elles modifient intimement les tissus, cicatrisent les ulcères et les plaies atoniques. Elles possèdent une action résolutive sur les engorgements du tissu cellulaire, des articulations, des os même.

Les hémiplégies et certaines dermatoses trouvent auprès des eaux chlorurées une médication efficace et active; les dyspepsies et les gastralgies à forme catarrhale, auprès de celles qui contiennent de l'acide carbonique en excès.

EAUX ACIDULES GAZEUZES

C'est l'acide carbonique qui est le principe dominant de ces eaux, dans la composition desquelles entrent en petite quantité des carbonates de sodium, de magnésium et de potassium.

PROPRIÉTÉS. —. Les eaux carbo-gazeuses stimulent au début les fonctions des muqueuses, facilitent l'assimilation des aliments, déterminent des mouvements péristaltiques. Elles sont diurétiques et agissent profondément sur le système nerveux, comme excitantes d'abord, comme sédatives ensuite. Si leur emploi est prolongé, elles deviennent stupéfiantes.

A l'état d'anhydride ou dissous dans l'eau, le gaz carbonique agit comme résolutif des systèmes glandulaire et lymphatique.

Dissous dans l'eau, l'acide carbonique passe de l'estomac dans le torrent circulatoire, et son action se fait sentir dans toute l'économie.

M. Soulier, dans son *Traité de thérapeutique*, fait ressortir, outre l'action sédative des bains d'eaux fortement chargées d'acide carbonique, leur action : 1° sur la température ; 2° sur le système cardio-vasculaire.

Les bains à 10° ou 12° produisent d'abord une sensation angoissante suivie d'un frisson très fort. Mais bientôt la réaction se produit. La circulation capillaire de la peau est accélérée, le système nerveux tonifié ; toutes les sécrétions augmentent.

L'action sur l'appareil cardio-vasculaire a été bien étudiée par Jacob de Cadova (1). C'est d'abord le ralentissement du

(1) *Schmidt's Iahrb.*, p. 280, 1885.

pouls par l'excitation du vague chez les anémiques, les chlorotiques, les emphysémateux, les cardiopathes. Mais surtout, d'après l'auteur, le bain gazeux relève d'une façon remarquable l'énergie du muscle cardiaque.

INDICATIONS. — On ordonne volontiers ces eaux dans les ulcérations et inflammations des muqueuses, des appareils respiratoire et digestif.

Elles sont contre-indiquées dans les poussées inflammatoires : états congestifs, grossesse chez les femmes prédisposées aux fausses couches.

EAUX FERRUGINEUSES

Le fer existe dans presque toutes les eaux minérales, et toujours en si minime quantité qu'on se demande parfois s'il faut faire une classe à part des eaux ferrugineuses.

Avec M. Durand-Fardel, nous considérons comme telles les eaux où, « tandis que le fer existe lui-même en proportion thérapeutique, les autres principes se trouvent en proportion trop faible pour leur imprimer des caractères spéciaux. »

Les eaux ferrugineuses ainsi entendues possèdent trois caractères qui les distinguent de toute eau contenant du fer : dépôt ocracé, goût terreux, action thérapeutique.

Le fer qui constitue leur principe actif s'y trouve, il est vrai, en bien petite quantité : 0,05 ou 0,06 centigrammes de sels ferreux ou ferriques par litre d'eau, rarement 0,1 décigramme, proportion cependant suffisante pour imprimer aux eaux ferrugineuses l'action qui leur est propre.

Ces sels sont du carbonate ferreux, du sulfate ou du crénate, auxquels s'associent plus ou moins des carbonates et des sulfates de manganèse, de chaux, de soude, de lithine ou de magnésie. Enfin, outre l'état de combinaison, l'acide carbonique s'y trouve souvent en liberté.

PROPRIÉTÉS. — Qu'elles soient prises en boisson, en bain ou en douches, les eaux ferrugineuses excitent l'appétit au point de le rendre parfois insatiable. Elles augmentent la sécrétion de l'urine ; les crénates et les apocrénates ont une action manifeste sur les fibres musculaires de l'appareil génito-urinaire.

Le fer absorbé reconstitue les globules rouges qu'il colore et dont il fait partie intégrante.

Les recherches de Corneliari (de Pavie) et de Brueck nous expliquent les effets considérables des eaux martiales, malgré la petite quantité de fer qu'elles renferment. C'est que l'action du fer a une limite maximum, quelle que soit la dose ingérée, d'où l'inutilité des doses élevées (Verjon).

INDICATIONS. — La chloro-anémie est l'affection sur laquelle les eaux ferrugineuses ont le plus d'influence, quelle que soit son étiologie : anémie succédant aux grandes hémorragies, aux couches laborieuses et à toutes les grandes affections qui ont épuisé l'économie, anémie de croissance, de développement, etc.

Les eaux ferrugineuses produisent de bons effets sur l'atonie générale et en particulier sur l'atonie du tube digestif et des organes génito-urinaires ; de là vient leur influence sur la stérilité quand celle-ci résulte de l'atonie de ces organes ou même de l'acidité des sécrétions.

Celles qui sont légères et carboniques sont indiquées pour les tuberculeux déprimés, pour les maladies des gros vaisseaux et du cœur ; mais ici une grande prudence s'impose.

Les maladies nerveuses consécutives à la chloro-anémie se

trouvent également bien d'un traitement ferrugineux qui est indiqué aussi pour l'engorgement du foie et de la rate consécutif aux fièvres intermittentes et, en un mot, comme le dit M. Dujardin-Beaumetz, « dans la misère physiologique causée par une altération chimique du sang, diminution ou altération des globules. »

CONTRE-INDICATIONS. — On ne doit jamais faire de cure ferrugineuse, quand il y a pléthore, tendance à la congestion et à l'apoplexie, ni dans les cas de tumeurs cancéreuses des voies digestives ou urinaires.

EAUX THERMALES

On a quelquefois mis en doute la valeur thérapeutique des bains d'eaux minérales. Les eaux minérales prises en bains agissent surtout par leur chaleur.

Les bains prolongés d'Hébra, bains d'eau chaude simple, réussissent dans certaines dermatoses chroniques.

M. Bälz (de Tokio) raconte que les Japonais font un grand usage des thermes indifférents, c'est-à-dire légèrement minéralisés, mais très chauds (42° à 48°), s'y rendant jusqu'à dix et quinze fois par jour et sans inconvénient.

Il est même une station japonaise (Kawanaka, province de Djooshin) où le malade ne quitte le bain que pour de pressants besoins; il y reste le jour et la nuit. L'eau y marque 36°2. L'appétit et les fonctions ne souffrent nullement. On y traite les brûlures, les plaies, les ulcères, les eczémas chroniques, les maladies rhumatismales, les exsudats intra-pelviens.

(1) *Schmidt's Iahrb.*, V, p. 275, 1885.

EAUX BICARBONATÉES

Les eaux bicarbonatées sont caractérisées par la présence de carbonates alcalins, celui de soude surtout, les carbonates de chaux et de magnésie ensuite.

Ces eaux, que l'on subdivise en quatre groupes, se confondent souvent avec des classes voisines. On peut cependant étudier quelques-unes de leurs propriétés spéciales.

Ainsi les bicarbonatées sodiques sont altérantes. Elles s'adressent spécialement aux constitutions bilioso-sanguines, et réussissent bien dans les affections du tube digestif et de ses annexes. Elles sont résolutives, reconstituantes, hyposthénisantes.

Les calciques sont réparatrices. Presque toutes froides et chargées d'acide carbonique, elles sont bien tolérées par l'estomac. Quelques-unes sont laxatives ; toutes sont diurétiques et éliminent les résidus des combustions organiques par les fèces et les urines.

Les bicarbonatées magnétiques sont laxatives.

DEUXIÈME PARTIE

DÉPARTEMENT DE CONSTANTINE

Le département de Constantine est de beaucoup le plus riche en sources minérales de toute sorte. Cependant il n'y a qu'un petit nombre de stations connues et fréquentées des Européens. Les Romains, peuple colonisateur par excellence, avaient établi dans tout le pays des thermes dont on retrouve encore de nombreux restes souvent bien conservés, notamment dans la Kabylie. Aujourd'hui les seules eaux exploitées d'une façon régulière dans cette vaste région sont celles de Hammam-Meskoutine, dont l'importance déjà considérable, ne fait que s'accroître de jour en jour, celles de Biskra fréquentées surtout pendant l'hiver, enfin celles de l'Oued-Hamimim de Takitount et d'Hammam-Ouled-Zeid. La première de ces stations, la plus importante, sera l'objet d'une description détaillée, car elle ne saurait être trop connue.

Hammam-Meskoutine

Hammam-Meskoutine est situé dans la vallée de l'Oued-bou-Hamdam, à peu près à égale distance de Bône et de Constantine, sur une ligne de chemin de fer (Bône-Guelma) qui relie ces deux villes. On y arrive par une gorge étroite, formée par le massif du Taya, dont chaque versant est couvert de lentisques et d'oliviers sauvages. Le Bou-Hamdam serpente non loin de là et se confond à cinq kilomètres plus loin avec l'Oued-Cherf pour former le Seybouse qui va se jeter à la mer, à l'entrée du port de Bône.

C'est à 500 mètres à droite du Bou-Hamdam que se trouve le plateau des sources, à une altitude de 318 mètres. Le sol, sur une grande étendue, n'est constituée que par une légère couche d'humus apporté par le temps et recouvrant les dépôts calcaires laissés par les eaux. De distance en distance, ce sol calcaire s'éloigne du rocher sous-jacent et résonne alors sous les pas : C'est probablement le même phénomène qui a donné naissance à un lac souterrain connu depuis peu d'années et qui n'est pas la moindre curiosité du pays.

Au début l'eau s'écoulait librement et les sédiments qu'elle déposait s'étalaient en nappes ; c'est ainsi qu'elle a formé la plus grande partie de la moitié Sud du plateau. Un peu plus tard, ces nappes formèrent obstacle à l'issue de l'eau qui s'échappa seulement par des fissures, et les dépôts calcaires prirent alors l'aspect de *murailles*. Ces murailles, larges de 5 à 6 mètres à la base, hautes de 8 à 10 mètres, reliées entre elles d'une façon plus ou moins apparente, sont au nombre de trois principales : une très ancienne où les Romains avaient construit des établissements, une autre plus considérable appelée *Muraille de Chine*, où l'on a retrouvé un autel à Pluton, enfin une troisième située 50 mètres en aval de la grande cascade.

Plus tard encore l'eau, rencontrant des obstacles de toutes parts, dut sortir par des points isolés ; et des cercles de sédiment successifs, s'étageant autour de chaque griffon, formèrent alors des cônes nombreux qu'on aperçoit depuis la voie ferrée. Le principal groupe de ces cônes, d'aspect très pittoresque, a donné naissance chez les Arabes, si facilement superstitieux, à une légende qui se transmet de génération en génération :

Kassem, chef de la puissante tribu des Beni-Khelifa, était amoureux de sa sœur, la superbe Fatmah ; il avait obligé le marabout Abdallah, son fidèle serviteur, à bénir son mariage incestueux. Au moment où l'union allait être prononcée, un éclair fendit la nue et tous les éléments furent bouleversés ; l'impie Kassem, sa sœur Fatmah, le marabout Abdallah, les tolbas, tous les gens de la noce étaient restés pétrifiés au lieu même où avait failli s'accomplir le plus exécrable forfait.

La dernière formation des eaux thermales est celle des cascades que nous voyons de nos jours. Deux cascades sont encore en activité : la grande cascade, alimentée par trois griffons d'un débit énorme, occupant une surface verticale de presque 30 mètres de hauteur et coupée en différents étages de vasques élégantes qui amortissent la chute de l'eau ; la la seconde cascade, bien moins importante, se déversant sur la voie du chemin de Bône-Guelma, et entourant de vapeurs chaudes le voyageur non prévenu et stupéfait.

Une flore variée et puissante offre des distraction multiples au botaniste qui visite Hammam-Meskoutine. C'est d'abord l'olivier, dont la culture offre une source de revenus des plus précieux ; le térébinthe de l'Atlas, qui atteint des proportions gigantesques ; le micocoulier, le peuplier blanc, le chêne vert, l'eucalyptus, dont la forte senteur combat victorieusement les miasmes paludéens ; en dehors des espèces ligneuses, on rencontre des arbrisseaux, tels que les orangers, les citronniers, et la vigne qui, par son développement rapide et la supériorité de ses produits, ajoute un élément de plus aux sources de richesse déjà fournies par l'olivier.

Parmi les produits broussailleux, citons le lentisque, le myrte, le genêt, le ciste, le baguenaudier, etc. Dans le lit des rivières, on rencontre à chaque pas des lauriers roses, des saules pédicellés, tandis que la salsepareille, le bananier, les clématides occupent les ravins. Les plantes proprement dites sont également très nombreuses et sont représentées surtout par les diverses variétés des grands chardons, des ombellifères de grande taille, des légumineuses et des graminées. Les fougères et les mousses, enfin, ne sont pas rares sur les rochers des environs.

La faune ne présente rien de particulier. Les grands fauves, le lion et la panthère, ont à peu près disparu de cette région. En revanche, les sangliers y abondent, et les disciples de saint Hubert peuvent faire, dans le voisinage, de véritables hécatombes de lièvres et de perdrix. L'hyène s'y rencontre souvent, le chacal plus souvent encore ; des ratons et des civettes font aux chasseurs une concurrence désastreuse ; le porc-épic y fait quelques apparitions.

Si le pittoresque est un des principaux attraits du pays, il ne faut pas oublier que le climat réclame aussi un juste tribut d'éloges, par sa douceur en hiver et sa salubrité en toute saison. Situé à 312 mètres d'altitude, Hammam-Meskoutine protégé contre les vents du nord par le Djebel-Debar, ne voit jamais sa température s'abaisser au-dessous de zéro ; le thermomètre se maintient généralement vers + 10° ; si la chaleur en été s'y élève à 30° et 40° pendant le jour, du moins, elle revient pendant la nuit à 18° ou 20°. Quant aux reproches d'insalubrité adressés à Hammam-Meskoutine, s'ils étaient mérités jadis, ils sont maintenant sans fondement. Les plantations de vignes, l'introduction de l'eucalyptus, le défrichement des terres ont eu raison de l'endémie palustre, et nos investigations personnelles nous ont appris qu'il est extrêmement rare qu'un cas réel de fièvre intermittente soit constaté en dehors des trois mois de grande chaleur, pendant lesquels, du reste, la station n'est guère fréquentée.

L'installation balnéaire comprend des piscines, des douches et des bains de vapeur. Les piscines (d'anciennes piscines romaines) sont situées sur la rive droite du Chedakra, rivière qui limite le plateau des sources, du côté de l'ouest. La température des bains est réglée au moyen d'un système de vannes qui permettent de laisser arriver, en quantité voulue, tantôt l'eau thermale, tantôt l'eau dérivée à cet effet du Chedakra.

Les douches sont des douches de chute; elles n'existent pas encore en jet, ni en pluie. L'eau chaude et l'eau froide, mélangées dans des conduits en bois à ciel ouvert, arrivent dans un réservoir placé au-dessus du bâtiment, d'où elles sont distribuées dans chacune des trois chambres que comprend l'installation.

Les piscines et les douches, dont nous venons de parler, sont réservées aux militaires ; mais tout près de l'hôtel, qui ne le cède en rien, comme confort, aux établissements du même genre en France, on a construit un autre groupe balnéaire, alimenté par la grande cascade, et composé de quatre piscines avec deux cabinets de douches. L'aménagement y est semblable à celui du groupe précédent.

Les bains de vapeur se donnent d'une façon très simple : à proximité de la grande cascade s'élève un petit bâtiment sous lequel passe un canal d'eau chaude, dont les vapeurs s'élèvent à travers des sièges à claire-voie où sont assis les malades.

Cette installation thérapeutique, si rudimentaire qu'elle soit, ne laisse pas de rendre de grands services. Quand les Européens en connaîtront bien le chemin, on fera beaucoup mieux et il n'est pas douteux, que Hammam-Meskoutine ne recouvre un jour l'ancienne splendeur dont il jouissait sous les Romains, qui avaient créé dans ces lieux les thermes d'*Aquæ tibilitanæ*.

Les eaux jaillissent en quantité considérable; on compte un grand nombre de sources.

Pour la facilité de la description, on divise artificiellement les sources en neuf groupes :

1° *Source d'Aïn-Srouna.* — Cette source, d'une température relativement peu élevée (41°), sert de bain et de lavoir aux indigènes. Elle n'est pas incrustante comme les autres, ne dépose pas de sédiment et paraît être d'une autre nature que celles du plateau ;

2° *Sources du Chedakra.* — Ces eaux se déversent dans le lit même de la rivière et ne sont pas utilisées ; elles forment trois groupes principaux, dont le premier est désigné sous le nom de *sources ferrugineuses ;* en effet, elles donnent une teinte ocre, très nette, aux galets sur lesquels elles s'écoulent.

3° *Sources de la Grande Cascade.* — Leurs eaux débitées en immense quantité, sont très incrustantes et donnent des vapeurs blanches qui se réunissent souvent en gros nuages par les temps humides.

4° *Source des Bains.* — Située un peu plus bas que la Grande Cascade, elle ne sert qu'à alimenter la piscine des soldats.

5° *Source du Pont.* — Comme la source d'Aïn-Srouna, cette source paraît former un groupe à part en raison de sa thermalité et de sa composition chimique spéciales. Elle sert à l'alimentation après refroidissement.

6° *Source de l'Est.* — Complètement inutilisée ; on a dû conduire ses eaux dans le ravin du Chedraka, elles étaient plutôt encombrantes.

7° *Cascade du Chemin de fer.* — Elle se déverse sur la voie même du chemin de fer et n'est pas utilisée.

8° *Sources du Bou-Hamdam.* — Elles sont sans importance et ont juste assez d'eau pour colorer le rocher.

9° *Sources diverses.* — Ce sont des eaux émergeant en

.des points isolés et sans rapport avec les groupes précédents.

Les eaux d'Hammam-Meskoutine sont débitées en quantité prodigieuse, 200,000 litres à l'heure, atteignant ainsi un chiffre qui dépasse de beaucoup celui des stations métropolitaines.

Elles laissent, après refroidissement, un dépôt calcaire très abondant, et, se dépouillent en même temps d'une forte odeur d'hydrogène sulfuré, qu'on trouve surtout à la grande Cascade. Mais leur propriété physique la plus remarquable est leur température : celles de la grande Cascade atteignent 95° à 96°; les moins chaudes ne tombent pas au-dessous de 72° (sources ferrugineuses du Chedakra).

Il en est peu, dans le monde entier, qui atteignent une pareille thermalité; le tableau suivant en fait foi :

Uriage		27°
Eaux-Bonnes	12° à	32°
Gréoulx	10° à	38°
La Preste	37° à	40°
Hammam-R'ira		45°
Barèges	29° à	45°
Mont-Dore	40° à	45°
Aix-en-Savoie	45° à	46°
Néris		52°
Bourbon l'Archambault		52°
Le Vernet	18° à	52°
Aix-la-Chapelle	45° à	55°
Cauterets	16° à	56°
Bourbonne	49° à	58°
Dax	31° à	61°
Amélie-les-Bains	31° à	63°
Luchon	34° à	68°
Ax (Ariège)	14° à	70°
Plombières	40° à	70°
Carlsbad	62° à	73°
Chaudesaigues		88°
Hammam-Meskoutine	72° à	96°

Cette haute température a été mise à profit par les indigènes pour des usages culinaires et pour faire rouir les joncs et les différentes plantes textiles dont ils font ensuite des nattes.

De même, c'est une tradition pour les habitants de Guelma, d'aller déjeuner, le lundi de Pâques, sur l'herbe à Hammam-Meskoutine et d'y manger les œufs qu'ils font cuire eux-mêmes à la source.

Les eaux des différentes sources ont été analysées plusieurs fois, et les principes minéraux y ont été retrouvés sensiblement dans les mêmes proportions.

Pour les gaz, au contraire, l'écart est considérable, suivant les chimistes.

SOURCES DE LA GRANDE CASCADE

Analyse de M. Masson, pharmacien-major de 1re classe, à l'hôpital médecine de Constantine.

	gr.
Chlorure de sodium	0,4156
— magnésium	0,0786
— potassium	0,0183
— calcium	0,0108
Sulfate de chaux	0,3808
— soude	0,1765
— magnésie	0,0076
Carbonate de chaux	0,2572
— magnésie	0,0423
— strontiane	0,0015
Arsenic métallique	0,0005
Silice	0,0070
Matières organiques	0,0600
TOTAL	1,4567

ANALYSE DES GAZ :

D'après TRIPIER	gr.	D'après MASSON	gr.
Acide carbonique	0,970	Acide sulfhydrique	8,06
Acide sulfhydrique	0,005	Acide carbonique	325,27
Azote	0,025	Azote	86,10
	1000	Vapeur d'eau	580,57
			1000,00

L'eau des sources ferrugineuses du Chedakra contient 0,05 d'oxyde de fer par litre. L'eau de la source du Pont ne contient que 0,00093 de bicarbonate de fer par litre ; en revanche, cette source est celle qui contient le plus d'éléments minéralisateurs. Ces deux sources ne contiennent pas d'hydrogène sulfuré.

En somme, on trouve trois espèces d'eau à Hammam-Meskoutine :

1° La *source du Pont, bicarbonatée sulfatée,* quelque peu analogue à celle de Contrexéville ; elle ne sert qu'à l'alimentation ;

2° Les eaux de la *Grande Cascade et des Bains* font partie de ces eaux minérales dont parle Durand-Fardel, « si faiblement minéralisées qu'elles n'offrent en réalité aucun principe prédominant, et qu'on ne sait à qu'elle classe les rattacher. J'ai formé de ces eaux une famille particulière, sous la dénomination d'eaux indéterminées. » Le docteur Campardon, dans son *Guide thérapeutique aux eaux minérales et aux bains de mer* substitue au mot impropre de *indéterminé* celui de *oligométalliques.* Les sources de la Grande-Cascade et des Bains sont donc *oligo-métalliques* ; les plus riches et les plus *hyperthermales des oligo-métalliques* ; *arsenicales,* comme le Mont-Dore et Plombières ; présentant quelques analogies avec Bourbonne-les-Bains par leurs chlorures, et Aix-en-Savoie par leur élément sulfuré, l'acide sulfhydrique ;

3° Les *sources ferrugineuses très hyperthermales,* d'une richesse moyenne, et chargées d'acide carbonique libre.

— Nous avons été en contact avec un grand nombre de malades qui étaient allés aux eaux d'Hammam-Meskoutine ; presque tous disaient en avoir retiré le plus grand bien. Nous possédons personnellement cinq observations prises sur des individus qui avaient été d'abord traités à l'hôpital de Bône, et que nous avons eu la bonne fortune de revoir après leur saison thermale.

Nous en donnons ici le résumé : -

OBSERVATION I

Jules N..., trente-cinq ans, français, ouvrier serrurier, entre à l'hôpital au mois de février 1889 ; depuis trois mois, il souffre de rhumatismes à manifestations localisées dans l'articulation tibio-tarsienne droite et l'articulation scapulo-humérale gauche ; aux deux mains les doigts sont raides et ne peuvent être fléchis qu'au prix d'une assez vive souffrance. La douleur spontanée s'exaspère pendant la nuit et amène des insomnies très fatigantes.

On essaye vainement le traitement par l'iodure de potassium, puis par la liqueur de Fowler. Cependant on calme quelque peu la douleur par des applications iodées sur les articulations malades.

Le 15 août, N... se rend à Hammam-Meskoutine, d'où il revient trois semaines plus tard dans un état notable d'amélioration. Il peut reprendre son travail ; la station droite ne le fatigue plus et il se sert facilement de ses doigts.

OBSERVATION II

Mathilde L..., quarante ans, femme de chambre, est rhumatisante depuis une douzaine d'années. Elle a eu plusieurs crises de rhumatisme aigu. Actuellement, elle entre à l'hôpital pour des douleurs et des raideurs au niveau de toutes les articulations du membre inférieur gauche. A l'inspection, on trouve en effet la peau épaissie et couverte d'une arborisation veineuse assez considérable autour du genou et de l'articulation tibio-tarsienne ; les orteils sont immobilisés et tuméfiés à leur articulation avec les métatarsiens ; le moindre mouvement détermine des douleurs qui arrachent des cris à la malade. Le traitement médical reste absolumeut sans effet. D'elle-même cette femme prend la résolution d'aller à Hammam-Meskoutine. Partie le 1er mai, elle revient à Bône le 25 du même mois et se présente à nous en affirmant qu'elle est guérie. La tuméfaction a, en effet, disparu ; la marche est très facile, ne présente rien d'anormal, et les orteils, encore un peu gros, peuvent être fléchis sans douleur.

OBSERVATION III

Léon M..., pêcheur, quarante-cinq ans, atteint de névralgie sciatique rebelle, a subi de nombreuses applications de pointes de feu, de vésicatoires, de pulvérisations de chlorure de méthyle, sans avoir éprouvé tout cela de soulagement notable. Sur les conseils de M. le docteur Boude, il tente une saison à Hammam-Meskoutine qui lui procure une demi-guérison, dont il est naturellement enchanté. Il se tenait auparavant courbé en deux, penché du côté de sa sciatique, et la moindre course était à peu près impossible; après sa cure thermale qui a duré quatre semaines, il se tient droit, va et vient comme tout le monde, et dit éprouver seulement un peu de gêne dans les mouvements plutôt que de la douleur.

OBSERVATION IV

Salah ben A..., atteint de fracture de la rotule gauche, sort de l'hôpital après un traitement qui a duré plus de deux mois. Noùs voyons ce malade tous les jours ; il ne fait aucun progrès, souffre beaucoup et ne marche qu'avec la plus extrême difficulté. Cependant les deux fragments sont maintenus par un solide cal fibreux qui n'a pas plus de 8 millimètres de largeur ; le membre est à peine diminué de volume, en raison des manœuvres de massage qui ont été pratiquées chaque jour pendant le séjour à l'hôpital. En présence de ce *statu quo* déplorable, nous conseillons nous-même à Salah de se rendre à Hammam-Meskoutine ; il y reste un mois ; au bout de ce temps, il peut marcher à volonté sans canne, et fléchir la jambe presque à angle droit. Il affirme que toute douleur a disparu.

OBSERVATION V

François Z..., cocher, vingt-cinq ans, atteint d'ankylose du coude gauche à la suite d'une arthrite chronique suspecte, est traité dans nos salles au moyen du massage, des courants électriques, d'une médication interne, mais sans grand succès. On l'envoie à Hammam-Meskoutine où, pendant trois semaines, on lui administre des douches locales à température élevée, et où l'on institue à nouveau le massage. A son retour, il jouit de mouvements d'extension et de flexion limités et peut reprendre son service.

M. le docteur Piot, médecin de l'armée, nous apprend que pendant une période de trois années qu'il a passée à Hammam-Meskoutine, 47 militaires furent soignés avec les résultats suivants : 16 cas de rhumatismes ont donné 9 améliorations, 6 guérisons, 1 évacué ; — 5 névralgies sciatiques ont donné 2 améliorations et 2 guérisons. Tous les autres malades, porteurs de lésions traumatiques diverses, ont obtenu des résultats aussi brillants.

Nous empruntons à M. Piot le tableau suivant qui provient d'une série d'observations faites par les médecins militaires depuis 1844 jusqu'à ce jour, sur les soldats traités à l'hôpital de Hammam-Meskoutine :

NATURE DES MALADIES	Total	Amélioration	Guérison	Même état	Aggravation	Evacués
Maladies diathésiques — Rhumatismes........	904	609	180	102	5	8
Goutte..............	6	4	»	1	1	»
Diabète.............	2	»	1	1	»	»
Syphilis	72	46	7	17	2	»
Paludisme. — Engorgement des viscères abdominales..............	120	57	34	27	1	1
Tuberculose pulmonaire..........	42	5	»	26	10	1
Tuberculose localisée	122	67	1	52	2	»
Hémiplégie....................	96	55	7	32	»	2
Eczéma et autres maladies de la peau.	93	57	17	19	»	»
Arthrite traumatique......	34	25	5	4	»	»
Lésions traumatiques — Traumatismes divers.	43	23	8	11	»	1
Fractures...........	101	81	9	10	1	»
Luxations....	13	10	»	3	»	»
Entorses...........	23	15	4	4	»	»
Phlegmon..	6	3	2	1	»	»
Coups de feu.......	283	163	62	58	»	»
Névralgie sciatique	87	53	19	14	»	1

Au total, les maladies auxquelles s'adressent les eaux d'Hammam-Meskoutine sont, par ordre de préférence :

Le rhumatisme avec résultat positif, total
    des améliorations et guérisons........... 87 pour 100

Les affections traumatiques. { Arthrites..... 88 —
    { Autres lésions. 81 —

Les névralgies sciatiques................. 82 —

Les cachexies palustres................. 75 —

Les accidents syphilitiques.............. 73 —

Les paralysies partielles.............. 64 —

Les tuberculoses localisées.............. 56 —

Nous en tirerons comme conséquence que ces eaux seront salutaires dans toutes les affections où il y aura lieu de stimuler l'activité respiratoire ; elles seront néfastes au contraire dans toutes les affections congestives, inflammatoires ou aiguës, qui ont besoin d'une activité circulatoire moindre. Oligo-métalliques, hyperthermales, elle produisent des effets excitants et s'adressent en grande partie aux mêmes groupes morbides que les chlorurées et les sulfurées.

Il est regrettable qu'on laisse complètement à l'abandon les sources ferrugineuses : par leurs effets toniques, elles pourraient être employées à combattre avantageusement l'anémie et la chlorose si fréquentes en Algérie.

Biskra et les sources de Hammam-Salahin

Dans ce chapitre, nous nous proposons d'étudier Biskra :

1° Comme station thermale ;

2° Comme station hivernale.

Biskra, en arabe *Sekera*, la sucrée, est située dans la province de Constantine par 35°27' de lat. nord et 3°22' de long. est, à 111 mètres d'altitude.

La ville, qui compte 7,166 habitants, dont 502 Français, est bâtie sur l'Oued-Biskra, au sud de la grande chaîne des Aurès qui la protège des vents du nord.

C'est à cette situation au pied de la montagne à la Joue-Rose (Amar Khraddou) que la « Reine des Zibans » doit sa température qui l'a fait classer parmi les stations hivernales les plus fréquentées.

Voici les résultats de six années d'observations climatériques :

La température moyenne du mois d'octobre au mois de mai 1886-1891 a été de :

Octobre.. .... 21°8

Novembre........................ 14°8

Décembre........................ 10°9

Janvier............................ 9°6

Février............................ 11°8

Mars.............................. 15°6

Avril............................. 19°4

Si l'on compare la température de Nice pendant les mêmes années on trouve :

	Maxima	Minima	Moyenne	Pluie
Nice	20°392	2°732	11°412	92ᵐᵐ
Biskra	21°429	8°914	14°942	17ᵐᵐ

De ce tableau, il ressort que si la température maxima est sensiblement la même dans les deux stations, la température minima présente, au contraire, plus de 6° en faveur de Biskra.

Or la température constante, et surtout le manque d'humidité, n'est-ce pas l'idéal à rechercher pour les maladies qui réclament les stations hivernales ?

Ce climat doux et sec convient surtout aux maladies de poitrine, depuis la simple bronchite, dont la guérison n'est pas douteuse, jusqu'à la tuberculose, aux maladies du cœur, à la dyspepsie, à la chlorose, au diabète, aux rhumatismes, à la goutte et à la plupart des diathèses.

Et lorsque la guérison ne pourra être obtenue complète par le seul fait de l'aération et du climat, on aura recours aux eaux thermales dont Biskra est largement pourvue.

Car, et c'est ce qu'on ignore généralement en Europe, il existe à Biskra diverses sources thermales déja connues des Romains qui appelaient Biskra « ad piscinam », et depuis très renommées parmi les Arabes qui viennent du fond même de la province d'Oran pour user de ces eaux.

Les indigènes algériens sont presque tous syphilitiques et les eaux du Hammam ayant produit un effet merveilleux, les marabouts les ont bénites et ont appelé cette source « Hammam-ès-Salhin » ou Fontaine des Saints.

Elle est située à 7 kil. au N.-O. de Biskra, tout près de la montagne Djebel-Sfa. L'eau sort en bouillonnant et en dégageant une grande quantité de gaz, au centre d'un bassin carré ; sa température est de 46° ; elle est limpide, de coloration verdâtre et possède une odeur sulfureuse ; son goût est salé, amer, et sa réaction est acide. Elle est purgative.

« A sa surface, dit M. Sauvageau, dans le bassin même de réception, flottent de nombreux flocons mous, glaireux, d'un vert bleuâtre foncé par-dessous, d'un gris sale par-dessus, dus à l'*Oscillatoria numidica*. »

Voici, d'après les travaux de MM. Dandrieu et Dicquemare, l'analyse ainsi que la situation hypothétique des sels contenus dans l'eau chlorurée sodique sulfurée du Hammam-ès-Salhim, résultats se rapportant à 1,000 cc. d'eau.

		gr.
Matières organiques en oxygène		0,002
Soufre évalué ou sulfure de sodium		0,016
Sodium	Chlorure	2,904
	Sulfate	1,780
Magnésie.	Chlorure	0,110
	Sulfate	0,886
Chaux....	Carbonate et bicarbonate	1,394
	Sulfate	0,876
Potasse (azotate)		0,012
Fer (carbonate ou crénate (?)		0,006
Iode		0,003
Pertes		0,003
		7,990
Degré hydrométrique total		92,000
Résidu à 120°		7,990

Ajoutons que dans les eaux du Hammam se trouvent en grande quantité des sulfuraires, de la glairine ou barégine.

De ce qui précéde, nous croyons devoir ranger les eaux thermales et minérales de Biskra dans la classe des *eaux chlorurées sodiques sulfurées*.

Et maintenant, que traite-t-on à Biskra?

D'abord, les maladies cutanées, qui ne sont presque toutes que des manifestations de diathèses. A ce sujet, qu'il nous soit permis de citer cet extrait de l'article « Diathèse » par M. le professeur Grasset, dans le *Dict. Encycl. des sc. médicales* :

« Ce qu'il faut voir dans la diathèse, c'est l'habitude vicieuse du mouvement nutritif qui peut rendre possible la formation ou l'accumulation anormale de ces matières (acides organiques, cholestérine, graisse, sucre, acide urique). Je définis la diathèse : un trouble permanent des mutations nutritives, qui prépare, provoque et entretient des maladies différentes comme forme symptomatique, comme siège anatomique, comme processus pathologique.

» Je résumerai cette définition en deux mots : la diathèse est un tempérament morbide.

» Le lieu commun de ces maladies différentes, mais de même famille, c'est le trouble nutritif général, c'est la diathèse caractérisée par la nutrition retardante. Il serait avantageux dans le langage médical de substituer un seul mot à cette périphrase.... En attendant que ce mot ait été créé, on continuera à désigner sous le nom d'arthritiques ces différentes maladies et à parler de diathèse arthritique, à la condition de ne pas attacher au mot sa signification étymologique. »

Or les eaux du Hammam, en leur qualité de chlorurées et de sulfurées, sont altérantes, dans ce sens qu'elles modifient la composition des liquides de l'économie par l'introduction d'éléments nouveaux.

Elles ont également une action éliminatrice en expulsant les principes nuisibles par les émonctoires naturels : peau, intestins, reins. Elles agissent donc sur « l'habitude vicieuse du mouvement nutritif » en lui donnant une autre impulsion.

En résumé, sont justiciables des eaux thermales d'Hammam-ès-Salhin, les affections suivantes :

L'arthritisme subaigu et chronique dans toutes ses manifestations ;

L'herpétisme (dyspepsie, dermatoses, etc.) ;

La syphilis (accidents tertiaires) ;

Le diabète, la goutte ;

La scrofule dans toutes ses manifestations ;

Le lymphatisme ;

L'engorgement des viscères abdominaux à la suite des fièvres paludéennes ;

Les paralysies à la suite de fièvre typhoïde, diphtérie, etc. ;

La bronchite chronique, l'asthme, la phtisie au premier degré.

M. le professeur Treille (de l'École de médecine d'Alger) a usé de cette eau pour le traitement de la tuberculose dans son service des prisons.

« Je la donne, écrit-il dans l'*Écho du Sahara*, le matin, mélangée à du lait bien chaud et à la dose d'un ou deux verres.

» Un phtisique à la troisième période a vu ses sueurs profuses s'arrêter, sa fièvre tomber de deux degrés. Je ne puis sans doute conserver l'espoir de le guérir, mais j'ai certainement prolongé ses jours.

» Une femme atteinte de bronchite chronique a guéri.

» Une autre malade souffrant de complications pulmonaires consécutives à l'ouverture naturelle, par les bronches, d'un kyste hydatique du poumon, est aujourd'hui en pleine voie de guérison..... »

Nous pourrions multiplier les exemples de tuberculeux dont l'état a été amélioré par les eaux du Hammam-ès-Salhin.

M. le professeur Treille les considère comme supérieures à celles d'Uriage et d'Aix-la-Chapelle.

L'ACTION PHYSIOLOGIQUE de ces eaux est multiple :

Elles sont toniques, excitantes, diaphorétiques, résolutives. Elles agissent sur la sécrétion biliaire. Elles augmentent la sécrétion de la peau, des muqueuses et des bronches, propriétés qu'elles doivent surtout au chlorure de sodium et au soufre.

MODE D'EMPLOI. — a) *Traitement interne*. L'eau minérale doit être administrée en boisson à doses plus ou moins fortes dans l'arthritisme, la gravelle, la scrofule, la syphilis, les maladies des voies respiratoires.

b) *Traitement externe*. Le bain minéral est la base du traitement; on peut y adjoindre les grandes douches, les douches locales, les inhalations, les adjuvants ordinaires du traitement thermal (massage, électricité, etc.).

Biskra, station hivernale

Nous croyons avoir suffisamment établi dans cette courte étude l'importance que peut acquérir Biskra comme station thermale.

Bien que ceci sorte un peu du sujet que nous nous sommes proposé de traiter, nous ne pouvons clore ce chapitre sans dire quelques mots sur Biskra, station hivernale.

Nous avons donné, dans le précédent paragraphe, un tableau

comparatif qui établit la grande supériorité du climat hivernal de Biskra sur le climat si réputé de Nice.

Néanmoins les hiverneurs sont loin d'être aussi nombreux à Biskra que dans cette dernière ville.

Ce qui jusqu'à présent a un peu arrêté les malades et les touristes, c'est d'abord l'éloignement et puis la crainte de manquer de confortable et de distractions.

On s'est efforcé depuis quelques années de remédier à cet état de choses.

D'une part, on a considérablement augmenté la vitesse des paquebots. La traversée Alger-Marseille est en moyenne de vingt-quatre à vingt-six heures. La Compagnie de l'Est Algérien a créé un train direct d'Alger à Biskra, destiné spécialement aux touristes.

D'autre part, Biskra peut désormais lutter pour le nombre et le confortable de ses hôtels avec les plus grandes villes d'Europe.

Les distractions aussi abondent. La Compagnie de l'Oued-Rhir a construit un magnifique casino, et la « Perle des Oasis » n'a plus rien à envier sous ce rapport à Vichy ou à Lamalou.

Elle a de plus, ce qu'on ne trouve nulle part ailleurs, ses forêts de palmiers, sa population indigène, si pittoresque, si originale, ses Ouled-Naïls, ses courses de Méhari, ses chasses à la gazelle qui ont rendu célèbre à Paris, en Russie et en Angleterre, leur organisateur le Caïd Ben-Ganah, et auxquelles prennent part chaque hiver les personnalités les plus en vue du monde européen, parmi lesquelles nous ne citerons que le roi de Suède, Oscar II, et le roi de la mode, le prince de Sagan.

Si l'on ajoute à cela la faculté de visiter en passant Alger, Constantine, Tunis et la plus grande partie de notre colonie africaine, on ne s'étonnera pas que la renommée de Biskra, comme station hivernale, s'étende de plus en plus.

La photographie a fait connaître au monde entier ses sites les plus beaux, et chaque année on admire au Salon quelque lumineuse reproduction d'un coin de la célèbre oasis.

Avant l'inauguration du chemin de fer, 500 touristes en moyenne visitaient annuellement Biskra. Mais, à partir de 1888, la progression a été sans cesse augmentant, et l'hiver 1892 en a compté 5,000.

Il ne manque donc plus à Biskra que d'acquérir comme station thermale d'hiver une importance égale à celle qu'elle a déjà acquise comme station hivernale.

Le docteur Sériziat qui a écrit, en 1875, une intéressante étude sur l'oasis, disait : « Les touristes qui visitent l'oasis sont sûrs d'y trouver désormais le genre de confortable le mieux en rapport avec le climat. Que l'on y amène les eaux de la fontaine chaude et Biskra deviendra la meilleure station thermale de l'Algérie. »

Nous ajouterons la meilleure station thermale d'hiver qui existe.

Sources de Takitount

Situées à 24 kilomètres au N.-O. de Sétif, ces sources sont froides et contiennent surtout de l'acide carbonique libre et du bicarbonate de soude. Elles fournissent une excellente eau de table, analogue aux eaux de Saint-Galmier et de Bussang, et qui se conserve bien. Malheureusement elle n'est débitée qu'en petite quantité et ne peut guère servir qu'aux besoins de la région. On la consomme couramment dans les hôtels ou auberges de Sétif, Bougie et villages avoisinants.

Sources d'Hammam-bou-Selam

Les eaux du Hammam-bou-Selam jaillissent en grande abondance à l'entrée des gorges du Guergour, dans un site admirable, à 20 kilomètres au S.-O. de Sétif. Ce sont des eaux sulfatées faibles, de haute thermalité, recommandables pour les névroses et les rhumatismes.

Elles sont très fréquentées par les indigènes de l'arrondissement de Sétif et de la petite Kabylie qui ont en elles une grande confiance, presque superstitieuse, et les appliquent d'ailleurs indifféremment à toutes les maladies.

Il y a six ou sept piscines différentes, dont deux réservées aux femmes indigènes. Ces piscines existaient déjà avant la conquête. L'administration de son côté a fait construire un bassin pour les Européens qui viennent chaque printemps en plus ou moins grand nombre faire usage de ces eaux. Ce sont surtout de vieux rhumatisants auxquelles elles réussissent assez bien.

Le seul Européen qui habite le village du Hammam tient un hôtel où l'on trouve tout le confortable voulu.

Les gorges du Guergour, longues de 4 kilomètres, bien que moins grandioses que celles du Chabet-el-Akhra, sont admirables de pittoresque et de grandeur sauvage.

Sources d'Hammam-ouled-Zeid

Ces sources se trouvent dans la commune indigène de Souk-Ahras, à 10 kilomètres au nord-est de Souk-Ahras, petite ville située sur la ligne de chemin de fer de Bône à Tunis.

L'eau, très abondante, est incolore et s'accompagne d'une odeur d'œuf pourri ; elle a une température de 39°.

Hammam-ouled-Zeid possède un établissement très fré-

quenté des indigènes et de la population européenne de Souk-
Ahras.

On s'y rend surtout pendant l'été, à défaut de bains de
mer.

Sources de l'Oued-Hamimim

A 7 kilomètres de la petite ville de Jemmapes, sur le territoire de la commune mixte de Jemmapes, on rencontre les
nombreuses sources de l'Oued-Hamimim qui fournissent des
eaux sulfatées et un bouillon très chargé de fer.

Leur température est de 35° à 45° ; leur analyse a donné les
résultats suivants :

Résidu desséché, par litre............	1 gr.	9763
Acide carbonique...................	0	0150
Carbonate de chaux................	0	0515
Chlorure de calcium................	0	0798
Sulfate de chaux..................	1	6800
Sulfate de magnésie...............	0	1200
Chlorure de magnésie.............	0	0450
	1 gr.	9763

Elles sont captées dans un bâtiment construit en maçonnerie et tenu par un Français. Chaque année, un certain
nombre de malades européens viennent y chercher un soulagement à leurs rhumatismes et la guérison de certaines maladies de peau.

Les indigènes de la région de Jemmapes vont fréquemment
et en grand nombre se baigner à l'Oued-Hamimim, mais ils
ne fréquentent pas l'établissement et se contentent des baignoires naturelles et gratuites qui se trouvent dans le ravin.

Sources d'Hammam-el-Biban

Nous ne pouvons passer sous silence, plutôt à cause des
souvenirs militaires qui s'y rattachent (28 octobre 1839, pas-

sage d'une colonne française, sous les ordres du maréchal Vallée, par le défilé de *Portes-de-Fer, el Biban*) qu'en raison des vertus spéciales qui les caractérisent, les eaux de Hammam-el-Biban.

On rencontre, à une très faible distance de la commune mixte des *Biban*, trois sources principales de 56° à 76°, donnant par heure environ 120,000 litres d'eaux sulfureuses employées par les indigènes pour les rhumatismes, la scrofule et les maladies cutanées.

Sources de Hammam-Berda

A 56 kilomètres de Bône, sur la route de Bône à Constantines, les malades en proie à certaines dermatoses trouvent un soulagement à leurs maux dans les eaux de *Hammam-Berda* (bain du bât), dont les Romains faisaient fréquemment usage, et dont l'analyse a révélé la nature carbonatée calcique avec une température de 25° à 35° et un débit de quatre-vingts litres par seconde. « Ce fut sans doute, dit M. Bavoux, un lieu de plaisance pour les Romains, car l'on voit encore, à mi-côte, les restes d'anciens bains, des pierres, des colonnes à présent recouvertes de branches touffues de lauriers et de vignes vierges qui, courant en désordre, se joignent et s'entrelacent en berceaux, en gracieux festons au-dessus de la source, d'où l'eau s'échappe pour retomber dans un bassin entouré de grandes pierres que le temps n'a pu séparer. Ces eaux tout à fait thermales bouillonnent dans une cuvette naturelle en forme de vaste baignoire, au fond de laquelle l'œil distingue, à travers une limpidité de cristal, un sable doux et fin. »

C'est là qu'il faudrait placer *Ad Villam Servilianam* d'après une épitaphe qu'on y a trouvée et portant le nom de *Servilius*.

TROISIÈME PARTIE

DÉPARTEMENT D'ALGER

Le département d'Alger, quoique moins bien doté que son voisin de Constantine sous le rapport des eaux minérales, offre cependant un contingent sérieux de stations balnéaires dont nous allons passer en revue les plus importantes.

Hammam-Rira en première ligne, puis *Hammam-Mélouan, Hammam-el-Hamé, Berrouaghia,* pour ne parler que des plus importantes, vont retenir successivement notre attention. A vrai dire, les deux premières seules sont réellement exploitées; beaucoup d'autres cependant pourraient être utilisées d'une façon efficace, si leur éloignement et la difficulté des communications n'apportaient à cela de sérieux obstacles. Le service des mines a compté en 1885 dans ce département trente-cinq sources minérales dont il donne l'analyse détaillée.

Hammam-Rira

La station de Hammam-Rira, située à 60 milles Sud-Ouest d'Alger, mais à 15 milles seulement de la côte à vol d'oiseau, est accessible par la voie ferrée d'Alger à Oran. Les touristes s'arrêtent à la gare de Bou-Medja, d'où ils sont transportés, après un trajet d'une heure, à la station balnéaire par un service régulier de voiture.

La chaîne du petit Atlas court parallèlement à la côte, séparée de la mer par la plaine de la Mitidja, qui s'étend d'un côté jusque près d'Alger et est fermée à l'Ouest par une ramification de cette même montagne qui gagne la mer directement au Nord ; c'est dans les collines de ce massif que se trouve Hammam-Rira.

Si les Romains ont laissé en cet endroit des témoignages authentiques de leur passage et des monuments qu'ils construisirent pour utiliser les eaux (*Aquæ Calidæ*), il est non moins probable que les Carthaginois, et avant eux les Phéniciens, exécutèrent dans le même but des travaux dont on trouve encore quelques traces. Après les guerres vandales et la conquête arabe, les indigènes ont continué à fréquenter Hammam-Rira jusqu'à nos jours.

Les eaux qu'on y rencontre sont de deux ordres :

1° Les unes salines chaudes, d'une température de 45° c. au griffon, ont pour principal élément le sulfate de chaux ; on y trouve en outre :

	gr.
Sulfate de chaux	1,303
— magnésie	0,182
— soude	0,017
Carbonate de chaux	0,207
— magnésie	0,030
Chlorure de sodium	0,439
— potassium	0,091
Silicate de soude	0,069
— alumine	0,002
Peroxyde de fer	traces
Total	2,330 par litre.

Les maladies dans lesquelles ces bains se montrent constamment efficaces sont : le rhumatisme chronique articulaire, la goutte, les raideurs tendineuses, les névralgies, certaines lésions osseuses, ainsi que les diverses manifestations de la scrofule et les maladies cutanées. Ils rendent de grands ser-

vices dans les anciennes blessures par armes à feu, les cica-
trices douloureuses, les engorgements ganglionnaires, les
syphilides.

2° Une source d'eaux minérales acidulées et ferrugineuses
se trouve à 1,800 mètres de distance, mais ces eaux sont
amenées à Hammam-Rira par une conduite spéciale (source du
Pavillon); voici leur composition par litre :

	gr.
Bicarbonate de fer.....................	0,0100
Acide carbonique......................	0,8820
Bicarbonate de chaux..................	0,9411
— magnésie...............	0,0314
— strontiane..............	traces
— manganèse.............	0,0008
	1,8653
Sulfure de calcium....................	0,5378
Sulfate de magnésie...................	0,1623
— soude......................	0,3425
Chlorure de sodium...................	0,8301
— potassium................	traces
Silicate de soude.....................	0,0240
— d'alumine...................	0,0020
TOTAL PAR LITRE........	3,2100

L'anémie et la chlorose sont les indications principales de
ces eaux qui font merveille dans ce cas. De plus, les sels de
magnésie et de soude apportent dans le traitement de pré-
cieuses ressources et font céder souvent des cas de constipation
opiniâtre. L'hépatite chronique, les affections du foie en général sont très heureusement combattues, et la dyspepsie chronique même bat souvent en retraite.

L'ensemble de ces sources ne fournit pas moins de 2,400
mètres cubes d'eau en vingt-quatre heures.

Il faut avouer que ce ne sont pas là de minces avantages,

si l'on considère surtout qu'Hammam-Rira est une excellente
station d'hiver où les malades peuvent s'adresser quand toute
saison thermale est terminée en Europe. Hammam-Rira est
disposé en amphithéâtre, sur un contrefort de la montagne du
Zaccar, à 600 mètres au-dessus du niveau de la mer. La
température se maintient pendant tout l'hiver de 14° à 18° au-
dessus de zéro.

Les raisons qui militent en faveur de l'efficacité des eaux
thermales et dans la discussion desquelles nous ne voudrions
pas entrer (température, composition chimique, influences
atmosphériques, changement d'habitude, régime nouveau)
semblent avoir été réunies à plaisir dans ce séjour enchanteur
pour le plus grand profit des malades. Il n'est pas jusqu'aux
tuberculeux qui ne trouvent ici des conditions particulières de
santé par suite du voisinage, à 200 mètres de l'établissement
thermal, d'une immense forêt de pins de 800 hectares de su-
perficie.

Aucune station thermale ne jouit de plus de séductions : le
paysage qui l'entoure est ravissant et bien fait pour charmer
les touristes les plus difficiles. Du sommet du plateau, à 100
mètres au-dessus de l'hôtel, on aperçoit le tombeau de Juba II,
roi de Mauritanie, et au loin les flots bleus de la Méditerra-
née, avec la plaine de la Mitidja. A une certaine distance, la
broussaille qui tapisse les collines a l'aspect de la bruyère ;
et les oliviers sauvages et les lauriers-roses en massifs ou
isolés produisent un effet des plus pittoresques.

Il nous est impossible de ne pas parler de l'installation qui
attend les baigneurs. M. Arlès-Duffour, un capitaliste doublé
d'un philanthrope, concessionnaire des eaux pour une durée de
quatre-vingt-dix-neuf ans, a mis les eaux à la portée des plus
nécessiteux comme des plus riches. Un hôpital est réservé aux
indigents, un hôtel de second ordre est destiné au traitement
des malades de condition modeste, tandis que le grand hôtel

des bains, entouré de jardins et de parcs qui donnent l'illusion d'un véritable Eden, offre aux favorisés de la fortune un confortable qui peut faire face aux exigences les plus minutieuses.

Hammam-Rira est mieux organisé qu'Hammam-Meskoutine en tant que station thermale, et cela grâce au voisinage d'Alger. Les malades sont certains d'y trouver une installation parfaite de bains tempérés, de douches chaudes et froides, écossaises et en cercle, à l'aide desquelles on peut soigner avec d'immenses avantages toutes les affections qui réclament un traitement hydrothérapique complet.

Sources thermales d'Hammam-Mélouan

Ces sources émergent à quatre kilomètres au sud du petit village de *Rovigo*, au pied des premiers contreforts de l'Atlas. Elles sont au nombre de trois, d'importance très inégale. D'après les jaugeages effectués par les ingénieurs, leur débit journalier est évalué à 2,680 hectolitres, dont les deux tiers proviennent de la source principale. Leur température varie de 40° à 44°.

Elles sont fortement minéralisées et il n'y a sous ce rapport de l'une à l'autre que de légères différences provenant, selon toute probabilité, d'infiltrations superficielles d'eau douce.

D'après l'analyse, la source principale renferme, par litre, 30 gr. 139 de principes fixes ainsi répartis :

	gr.
Chlorure de sodium	26,922
— de magnésie	
Sulfate de calcium	2,873
— de magnésie	
Carbonate de chaux	0,304
— de magnésie	
Oxyde de fer hydraté	0,015
Silice	0,025
TOTAL	30,139

Dans les trois sources, le chlorure de sodium et le sulfate de chaux forment plus de 98 pour 100 de résidu fixe. Ils constituent par conséquent les éléments caractéristiques des eaux d'Hammam-Mélouan.

Malgré leur valeur, ces sources ne sont guère exploitées ; les installations faites dans la localité, pour l'utilisation des eaux, sont absolument rudimentaires.

Seules, les deux sources principales communiquent avec deux piscines fort petites. La troisième source n'est pas utilisée. La piscine placée sur la source principale est un marabout dit de Sidi-Sliman, en grande vénération parmi les Arabes. Quelques bâtiments en pisé abritent le baigneur.

Les sources d'Hammam-Mélouan, où les indigènes ne craignent pas de se plonger, ont une température supérieure de 4° à 6° c. à celle admise pour les bains dans les établissements thermaux de la métropole.

Elles rendraient de grands services aux colons dans presque toutes les formes de rhumatismes, dans les névralgies et dans certaines formes de tuberculose osseuse. Les Arabes les prétendent souveraines pour les différentes dermatoses dont ils sont atteints et qui sont sous la dépendance, pour la plupart, de la syphilis constitutionnelle.

Sources de Berrouaghia

Ce sont des *eaux thermales, sulfureuses, sodiques*, jaillissant à 3 kilomètres N.-E. de Berrouaghia, dans la commune du même nom, sise à 121 kilomètres d'Alger, sur une des branches de l'Isser oriental.

Leurs principes sodiques sont : le sulfate de soude, 0,0520 par litre, et le chlorure de sodium, 0,5920, avec le bicarbonate de soude, 0,6070. Le sulfure de sodium n'y entre que pour une faible part, 0,0033.

Les Européens ne fréquentent guère ces sources, dont la plus importante pénètre, au sortir du bouillon, dans un bassin naturel enclavé dans le roc et servant de piscine pour les Arabes ; la température est de 41° sur les bords du bassin ; le débit de 3,000 à 4,000 litres par heure.

Dans des ruines romaines qui occupent le côté gauche de la route, on a pu déchiffrer le nom ancien de la localité : *Taranamusa Castra*.

Sources d'Hammam-el-Hamé

Les sources d'Hammam-el-Hamé sont situées dans la tribu des Ouled-Ghalia, sur la rive droite de l'Oued-el-Hammam, à 56 kilomètres S.-E. d'Orléansville. Leur température est d'environ 45° ; elles sont insipides, sans couleur et ne donnent aucun dépôt apparent.

Elles contiennent surtout des sels de soude et ne donnent que 0 litre 05 à la seconde.

L'établissement actuel consiste dans deux piscines établies sous une construction arabe. Le tout est en assez mauvais état, mais néanmoins fréquenté par quelques Européens de la localité, d'Orléansville ou de Teniet-el-Haad et par les indigènes de toute la région.

Comme de juste, les Arabes attribuent à ces eaux toutes les propriétés curatives et s'y rendent en foule, surtout vers la fin de l'été.

Citons encore dans ce département, mais sans nous y arrêter et à titre seulement de renseignement:

L'eau minérale alcaline et ferrugineuse du Frais-Vallon, à 3 kilomètres N.-O. d'Alger ;

La source ferrugineuse froide de Mazer, à 15 kilomètres E. de Dellys ;

La source ferrugineuse de Souk-el-Arba, près de Fort-National ;

Enfin, les sources sulfureuses calciques d'Hammam-M' Zara, ou de l'Oued-Okris, à 22 kilomètres E.-N.-E. d'Aumale.

QUATRIÈME PARTIE

DÉPARTEMENT D'ORAN

C'est de beaucoup le plus pauvre en eaux minérales de nos trois départements algériens. Il semble que les sources se fassent de plus en plus rares à mesure qu'on s'avance vers l'ouest.

Nous avons vu que la province de Constantine comptait 145 sources d'importance très variable ; la province d'Alger n'en compte guère que 34 ; à peine en trouve-t-on 16 dans la province d'Oran. Si l'on excepte les bains de la Reine, les autres sources ne sont pas exploitées ; nous ferons cependant connaître celles qui présentent quelque intérêt et qui pourraient être utilisées dans un avenir plus ou moins rapproché.

Source des bains de la Reine

Cette source thermo-minérale est située à 3 kilomètres à l'O. d'Oran, sur la route de Mers-el-Kébir, au fond d'une grotte de 7 mètres de diamètre et de 2 mètres de hauteur (en contre-bas du niveau de la mer) creusée dans les calcaires dolomitiques qui constituent la falaise.

Son niveau hydrostatique est inférieur de 2 mètres à celui de la mer ; d'autres points d'émergence se trouvent probablement dans la mer même, car de notables différences de température ont été constatées dans l'eau marine, par un temps calme au voisinage de la source.

La température au bouillon est de 55°. Le débit ne peut s'estimer, faute d'écoulement, que par celui de la machine élévatoire qui distribue l'eau à l'établissement, soit 5 litres par seconde.

L'analyse a donné les résultats suivants :

Chlorure de sodium..................	7 gr.	223
— de potassium................	0	034
— de magnésium..............	1	247
— de fer.....................	0	036
Bromure de sodium..................	0	083
Carbonate de chaux..................	0	405
Sulfate de chaux................,...	0	510
— de magnésie..................	0	600
Silice.............................	0	085
	10 gr.	223

Cette eau est un peu bromurée ; des infiltrations sous-marines augmentent probablement sa teneur en chlorure de sodium et de magnésium.

Les propriétés thérapeutiques se traduisent par un soulagement dans les rhumatismes chroniques, les dermatoses sèches et l'anémie résultant des fièvres intermittentes ; mais on constate plutôt des améliorations que des guérisons radicales.

La situation privilégiée de cette source, aux portes d'Oran, lui a valu de tout temps une certaine vogue qui s'est continuée chez les conquérants, espagnols ou français.

L'établissement thermal se compose de trois corps de logis : le premier à l'E., perpendiculaire à la falaise, comprend les baignoires ; le deuxième, adossé au rocher, renferme les salles des appareils à douches et une piscine circulaire ; le troisième est affecté au logement des employés et au bureau. Plusieurs baignoires sont aménagées contre les parois de la grotte de la source.

Un deuxième groupe de bâtiments se compose d'un hôtel et d'une série de pièces accessoires, bâtis de part et d'autre de la route de Mers-el-Kébir.

Les sources d'**Aïn-Mentila**, à 20 kilomètres ouest de la commune mixte d'Ammi-Moussa, fournissent des eaux sulfureuses sodiques très fortement chlorurées, mais dont les indigènes de la région seuls font usage ; ils affirment qu'elles sont souveraines pour les maladies de la peau.

Sources d'Hammam-bou-R'ara et d'Hammam-sidi-Cheik.

Sur le territoire de *Marnia*, dans la tribu de Djouidat, on trouve deux sources, l'une chlorurée sodique, l'autre thermale simple.

L'établissement existant, créé par l'autorité française, est des plus modestes ; il ne comprend que trois piscines et deux chambres mal entretenues. Sa clientèle ne se compose presque exclusivement que d'indigènes. En raison de son isolement en territoire arabe et en l'absence de toute habitation et auberge, l'établissement est rarement visité par des Européens.

Les sources de **Hammam-bou-Hanifla** sont carbonatées calciques et déposent du travertin ; elles sont situées à 20 kilomètres S.-O. de Mascara. Leur température est de 48° et leur débit moyen de 8 litres par minute.

Les sources des **Hammam-ouled-Khaled**, situées à 6 kilomètres N.-E. de la commune indigène de Saïda, donnent des eaux chlorurées sodiques. Elles ne sont pas exploitées sérieusement, mais sont captées dans un grand bassin circulaire, entouré d'un mur en maçonnerie. Les Arabes de la région, au nombre de 20,000 environ, les fréquentent régulièrement. Les Européens ne s'y rendent que rarement.

Sources d'Hammam-bou-Hadjar

Les sources thermales d'Hammam-bou-Hadjar, à 14 kilomètres N.-E. de la commune d'Aïn-Temouchent, étaient déjà connues des Romains, ainsi que l'attestent des vestiges de bassins rencontrés dans cette région.

Les unes fournissent des eaux salines, chaudes à 55°, et sont recueillies dans des piscines construites par le génie militaire, et dans un bassin construit par les indigènes.

Les autres, distantes des premières d'environ 800 mètres, sont sulfureuses (75°) et alimentent un établissement thermal auquel est annexé le *grand hôtel des Bains*, où les colons se rendent d'année en année plus nombreux.

Les eaux d'**Arcole**, à 10 kilomètres d'Oran, fournissent à Oran une eau gazeuse très estimée, et de tous points comparable à l'eau de Seltz.

Citons encore, avant de terminer, parmi les sources les moins ignorées, celles d'**Aïn-Sidi-Abdelli**, à 25 kilomètres E. N. E. de Tlemcen, de variété carbonatée calcique, et, dans la même région, celle de **Hammam-el-Hout**, moins riche que la précédente en acide carbonique et en carbonates alcalins.

CONCLUSIONS

L'Algérie possède de nombreuses sources thermales et minérales qui, par leur composition et leurs vertus thérapeutiques, peuvent aisément soutenir la comparaison avec les meilleures eaux de l'Europe. Mais ces eaux sont peu connues et pour le plus grand nombre inutilisées, sauf par les Arabes.

D'après les documents publiés par le service des mines en 1889, l'Algérie possède :

> 29 sources thermales simples
>
> 7 sources alcalines
>
> 47 sources sulfureuses
>
> 40 sources ferrugineuses
>
> 47 sources salines
>
> 3 sources gazeuses

Un certain nombre d'autres sources existent dans les trois départements algériens, mais n'ont pas été analysées, bien que leur présence ait été constatée d'une façon officielle.

Le département de Constantine est le plus riche de tous au point de vue des eaux minérales. Entre toutes, la station de Hammam-Meskoutine est remarquable par la température et le débit considérable de ses eaux. Si elles ne sont pas très fortement minéralisées, elles n'en possèdent pas moins des propriétés thérapeutiques merveilleuses qui sont utilisées avec succès contre le rhumatisme, les névralgies sciatiques et les divers traumatismes. En outre, ce département ne tardera pas à voir sa vogue s'augmenter dans des proportions presque inespérées, grâce aux ressources et aux séductions offertes par l'oasis de Biskra.

Le département d'Alger, un peu moins bien doté que le précédent, doit surtout sa réputation, au point de vue thermal, aux bains de Hammam-Rira, qui sont à la veille de devenir une station hivernale aussi fréquentée que celle de Nice. De plus, les rhumatisants, les dyspeptiques, les malades atteints d'hépatite chronique peuvent faire dans cette station une cure des plus efficaces.

Enfin les touristes et les habitants d'Oran trouvent dans le voisinage de cette ville, aux Bains de la Reine, une station très agréable et dont les propriétés thérapeutiques, dirigées surtout contre l'anémie et les dermatoses, ne sont point à dédaigner.

En résumé, l'Algérie n'a rien à envier à la métropole sous le rapport des eaux minérales. Lorsque celles-ci seront mieux connues et mieux exploitées, nous aurons là une source précieuse de richesse qui viendra s'ajouter à celles, déjà nombreuses, qui font de notre colonie une des plus belles du monde entier.

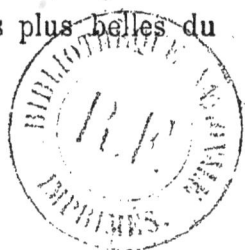

12